NOTICE

Sur la Composition, les Propriétés et le Mode d'emploi

DU

VIN D'ALLARD

PHARMACIEN DE 1re CLASSE

Ancien élève de la Faculté de médecine de Paris.

PRIX DU FLACON : **6 Fr.** POUR LA FRANCE

VENTE EN GROS ET EXPÉDITIONS

E. ECHÉGUT, Pharmacien, 48, rue d'Allier

MOULINS-SUR-ALLIER

Dépositaires généraux : ROBERTS & Cᵒ

LONDON	PARIS
78, NEW BOND STREET	RUE DE LA PAIX, 5

Chaque flacon de **Vin d'Allard** doit porter sur la capsule
d'étain, sur la bande entourant cette capsule et sur l'étiquette, le
fac-simile de la signature de l'auteur :

RÉSUMÉ DU MODE D'EMPLOI

1° Comme **Tonique et Antiépidémique** : une ou deux cuillerées à café avant le repas; chez les tout jeunes enfants, une
demi-cuillerée à café.

2° Comme **Fébrifuge antipériodique** : de trois à six cuillerées
selon l'âge, les cas et les indications.

3° Comme **Antinévralgique** : doses plus élevées que pour les
fièvres (3 à 10 cuillerées).

4° Comme **Préservatif des Fièvres**, etc., etc., une ou deux
cuillerées chaque matin.

Dans ces trois derniers cas, il s'agit de cuillerées à café pour
l'enfant jusqu'à 4 ans, de cuillerées à dessert pour l'enfant de 4 à
12 ans, de cuillerées à soupe pour les personnes au-dessus de cet âge.
(Pour plus de détails voir les pages 5 et suivantes.)

Quoique très chargé en Quinine et saturé de Quinquina, le
Vin d'Allard n'est pas plus amer qu'un Vin de Quinquina ordinaire; les personnes qui voudraient faire disparaître le léger arrière-
goût d'amertume qu'il laisse parfois aux palais trop sensibles, pour-
ront éviter ce désagrément en mâchant quelques morceaux de bois
de réglisse ou une pastille de chocolat.

Si un dépôt s'est formé dans le flacon, il suffit d'agiter avant de
boire ou de l'exposer à une légère chaleur.

VIN D'ALLARD

(SULFATE DE QUININE & QUINQUINA)

Tonique, antiépidémique et antipériodique

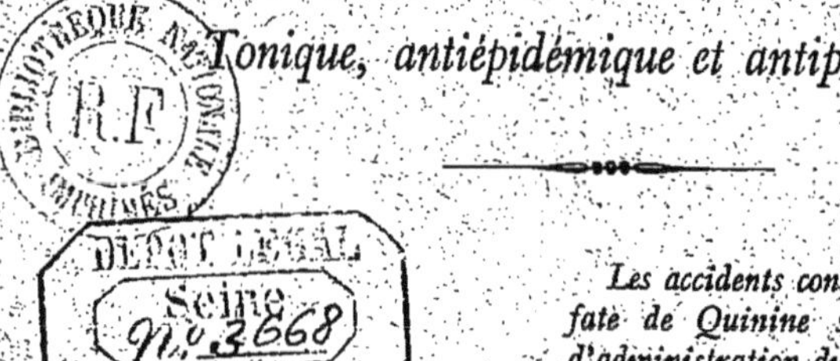

Les accidents consécutifs à l'emploi du Sulfate de Quinine sont imputables au mode d'administration du médicament plutôt qu'au médicament lui-même.

E l'avis unanime des médecins, la Quinine constitue, dans un très grand nombre de maladies, un agent véritablement héroïque ; tonique et stimulant de premier ordre, la quinine a cet avantage sur beaucoup d'autres stimulants que son usage ne devient pas une nécessité, un besoin impérieux. Malheureusement, les malades, surtout ceux de la campagne, ne sont pas moins unanimes à redouter (ce mot n'a rien d'exagéré) l'administration de ce médicament. C'est que son amertume est excessive, repoussante, et qu'il est bien difficile, sinon impossible, de le faire prendre aux enfants et aux personnes qui ne peuvent pas ou ne savent pas avaler les pilules. Mais ce qu'ils redoutent surtout et à bon droit, ce sont les *troubles digestifs*, les *irritations*, les *crampes*, les *tiraillements d'estomac*, etc., que suscite dans bien des cas, après une ingestion laborieuse, une absorption plus laborieuse encore. « ON Y REGARDE DONC A DEUX FOIS, comme l'on dit vulgairement, AVANT DE PRENDRE DE LA QUININE. » Que d'estomacs impressionnables préfèrent GARDER LA FIÈVRE INTERMITTENTE PLUTÔT QUE DE S'EXPOSER A NE PLUS DIGÉRER *après l'administration du médicament.*

L'importance de ces faits nous a conduit à étudier cette question d'une manière spéciale ; il nous en est resté la conviction suivante, que nous espérons faire pénétrer dans l'esprit de tout lecteur impartial, à savoir que : **les accidents consécutifs à l'emploi du Sulfate de Quinine sont imputables aux errements du mode d'administration et non au médicament lui-même.** Comment procède-t-on, en effet, dans la pratique ordinaire ? Le Sulfate de Quinine est pris dans une hostie, ou sous forme pilulaire (1) à jeun, c'est-à-dire dans un moment où l'estomac est vide de tout liquide. Le sel quinique, très irritant par sa nature, séjourne assez longtemps, vu son insolubilité, en contact immédiat avec la muqueuse *souvent très sensible* de l'estomac des malades; et c'est même par suite de l'irritation que sa présence détermine sur cette muqueuse, qu'il y a sécrétion de suc gastrique, dissolution du sel, et finalement absorption du médicament. Faut-il s'étonner, après cela, des *pincements*, des *crispations douloureuses de l'estomac*, des *irritations gastralgiques, irritations qui peuvent arriver jusqu'à l'inflammation*, etc., dont se plaignent les malades après l'administration du Sulfate de Quinine ? et lorsque cette administration est quelque peu prolongée, est-il encore étonnant que ces malaises, de passagers qu'ils étaient d'abord, deviennent persistants, et survivent à la cessation du médicament (2) ?

De ce qui précède, il résulte clairement que tout accident local serait évité en administrant le Sulfate de Quinine préalablement dissous dans une quantité suffisante de liquide pour atténuer et même lui enlever toute propriété irritante. C'est l'avis de tous les

---

(1) La forme pilulaire est de toutes la moins efficace, si c'est la plus commode. Pour peu que les pilules soient anciennes ou mal préparées, elles passent dans les selles où l'on a pu les retrouver, parfois à peu près intactes, car elles durcissent très vite.

(2) Mais ce n'est pas tout. Tel estomac de fiévreux n'absorbera qu'une faible quantité de quinine et la maladie suivra son cours ; tel autre absorbera tout, et la maladie sera enrayée, mais au prix souvent du *quinisme*. (On désigne ainsi en médecine les bourdonnements d'oreille, la surdité, les maux de tête, les vertiges que détermine l'ingestion d'une dose un peu trop forte de Quinine.) Et pourquoi au prix du quinisme ? Parce que le praticien qui ne veut pas, lorsque la maladie presse, rester en deçà de l'effet à obtenir, administre par mesure de prudence la dose nécessaire augmentée du déchet probable par suite de l'incomplète absorption de l'estomac, dont il doit tenir compte. Le VIN D'ALLARD épargnera toutes ces incertitudes, aussi préjudiciables aux médecins qu'aux malades.

maîtres de la science qui ont écrit sur ce sujet. Gübler (1), Delioux de Savignac (2), Briquet (3), etc., insistent longuement sur la valeur de ce mode d'administration, seul rationnel, et pouvant seul garantir aux médecins et aux malades UNE ABSORPTION RAPIDE, SÛRE ET COMPLÈTE, SANS ACCIDENTS GASTRALGIQUES, NI SYMPTÔMES DE QUINISME. Mais où trouver des malades capables de vaincre leur répugnance pour l'horrible et tenace saveur de la Quinine? M. Delioux de Savignac nous vante ce qui se passe dans les hôpitaux militaires et maritimes, où la distribution se fait matin et soir, sous l'œil du médecin lui-même; puis il laisse percer le regret qu'on ne puisse ainsi gouverner tous les « gens du monde délicats et impressionnables ». Eh bien, rassurons vite les malades qui ont besoin de recourir à la Quinine. Nous sommes arrivé à préparer notre **Vin d'Allard**, VIN DE QUININE énergique, même pour les cas les plus invétérés, et cependant très acceptable au goût, aussi bien pour les enfants délicats que pour les estomacs impressionnables.

Ce problème résolu, un autre s'est présenté : plusieurs médecins distingués nous ayant fait remarquer que la Quinine ne résumait pas toutes les propriétés du Quinquina, et que parfois le Quinquina en poudre triomphait dans des cas où le sulfate de Quinine avait échoué, nous avons dû chercher le moyen de *mettre simultanément en jeu dans la même préparation les propriétés fébrifuges de la Quinine et les propriétés toniques du Quinquina* ; et de notre **Vin d'Allard** nous avons réussi à faire un VIN DE QUININE SATURÉ DE QUINQUINA.

Comme l'amertume de notre préparation est, nous le répétons,

---

(1) Il faut considérer, avec la majorité des Cliniciens, les sels de Quinine comme doués d'une action tonique irritante sur la muqueuse stomacale, action souvent dangereuse, et contre laquelle il importe de se mettre en garde. (*Journal de Thérapeutique de Gübler*, 25 février 76, page 138.) Ainsi les injections hypodermiques déterminent souvent (tant les sels quiniques sont irritants lorsque la quantité de véhicule pour les dissoudre est insuffisante) des accidents locaux assez graves : abcès, phlegmons, indurations, eschares, gangrène, etc.

(2) « Le meilleur mode d'administration du Sulfate de Quinine est la solution aqueuse. » Delioux de S. *Dict. Encyclop. des sciences méd.*, article QUININE.

(3) BRIQUET : *Réflexions pratiques sur le mode d'administration de sels de Quinine*, dans le *Bulletin de Thérapeutique*. Traité de Quinquina *passim*.

très supportable, on pourrait supposer que nous nous sommes servis de plusieurs correctifs bien connus qui masquent la saveur du remède en détruisant ses effets : le café (1) par exemple, pour n'en citer qu'un. Non !... nos correctifs, loin d'amoindrir l'efficacité de la Quinine et du Quinquina, en augmentent au contraire l'action. Ainsi, chaque flacon de **Vin d'Allard** contient le Sulfate de Quinine en dissolution dans un vin généreux de première qualité, et, en outre, pour corroborer l'action curative de ce sel, les principes actifs et solubles des meilleures Ecorces des Quinquinas.

Aucune comparaison n'est donc possible entre le **Vin d'Allard** et les innombrables préparations de Quinquina qui contiennent une quantité d'alcaloïdes et d'extractif très insuffisante, *lorsqu'elles en contiennent*, et qui, si elles sont toniques, ne peuvent pas être fébrifuges. Nous pouvons ajouter qu'une véritable anarchie règne dans les procédés, préconisés peut-être à la légère, pour les préparer, et que les bonnes écorces de Quinquina deviennent de plus en plus rares.

Quant au vin de Quinium, voici l'opinion du professeur Gobley (2): L'emploi du Quinium comme succédané du Sulfate de Quinine est un véritable recul de la science; aussi son emploi *comme fébrifuge* ne s'est-il pas généralisé. »

Qu'il nous soit permis, au contraire, de recommander le **Vin d'Allard** comme un fébrifuge présentant toutes les garanties possibles de succès, donnant des résultats constants dans tous les cas appropriés, parce que tous les principes actifs s'y trouvant en solution convenable sont intégralement absorbés et ne perdent rien de leur effet. Le médecin sait mathématiquement ce qu'il donne, et tout ce qu'il donne est absorbé. Il est donc inutile, avec le **Vin d'Allard**, de recourir à ces doses excessives qui fatiguent le malade et déterminent du *Quinisme* ou maladie de la Quinine. Des doses moyennes et modérées sont toujours suffisantes. Les médecins qui

---

(1) Grâce au tannin du café on obtient du tannate de Quinine inerte par suite de son insolubilité à peu près absolue « et on administre alors, dit Briquet, une préparation dans laquelle l'estomac a plus de peine à séparer la Quinine du tannin que dans la poudre de Quinquina. » (*Loco citato*.)

(2) Article QUINIUM, *Dict. encycl., scienc. médic.*

l'emploient journellement depuis l'année 1875, date de son introduc-
tion en thérapeutique, ont pu le vérifier et confirmer ainsi par la
pratique ce que la théorie avait fait pressentir.

MODE D'EMPLOI

Chaque cuillerée à soupe de **Vin d'Allard** représentant dix
centigrammes de Sulfate de Quinine outre les autres principes actifs
du Quinquina, le médecin pourra aisément adapter à chaque cas
particulier l'administration de ce médicament; mais, à défaut d'indication spéciale, voici quelques règles pour la grande majorité des
cas :

1º Du VIN d'ALLARD comme tonique.

La Quinine ayant été, jusqu'ici, à peu près exclusivement em-
ployée comme fébrifuge, nous étonnerons sans doute quelques personnes en préconisant le **Vin d'Allard** comme le tonique le plus
puissant connu jusqu'à ce jour. Hâtons-nous de dire que, pour le
regretté professeur Gübler et ses nombreux élèves *« le type des toniques proprements dits c'est le Sulfate de Quinine. »* Ils le considèrent
comme « un *dynamophore*, un moyen d'intégrer de la force, en même
temps qu'un tonique sédatif...., épargnant les dépenses organiques. »
Pour ces auteurs « la Quinine résume et reproduit toutes les propriétés dominantes du Quinquina (1). »

Ajoutons que les effets du **Vin d'Allard** sont plus prompts et
plus sûrs que ceux des meilleurs vins de Quinquina. Il développe
par conséquent la digestion. Convenant à tous les âges, aux enfants
comme aux vieillards, il est éminemment utile toutes les fois que se
présente l'indication d'un tonique, d'un cordial, dans l'atonie des voies
digestives, l'anorexie, les délabrements d'estomac, les pertes blan-
ches, les diarrhées, dans les suppurations longues, etc., toutes les
fois, en un mot, qu'il y a débilité constitutionnelle ou acquise et

---

(1) GUBLER : *Commentaires thérapeutiques du Codex*, et : *Thèse d'agrégation du
docteur Graucher.* — Paris, 1875.

notamment dans les convalescences. Le **Vin d'Allard** agit merveilleusement comme préservatif au cours des épidémies diverses qui font tant de victimes parmi les sujets déjà affaiblis par d'autres maladies, des excès antérieurs, ou des causes d'hérédité ; c'est ainsi que l'usage journalier du **Vin d'Allard** a préservé de l'influenza plusieurs personnes qui l'ont utilisé à la fin de 1889 et au commencement de 1890.

Le **Vin d'Allard** produit une tonification graduelle, une augmentation de force et une résistance croissante de notre organisme à l'envahissement des microbes divers qui engendrent et entretiennent le plus grand nombre de maladies ; c'est là un fait très important et très digne d'attention.

Dans ces cas fort nombreux, on le voit, le **Vin d'Allard** sera pris à la dose d'une ou deux cuillerées à café avant les repas, soit seul, soit en faisant usage en même temps d'une préparation ferrugineuse. Pour les enfants au-dessous de douze ans une demi-cuillerée à café suffit.

Sous ce faible volume le **Vin d'Allard** agit plus efficacement qu'une dose décuple d'un Vin de Quinquina ordinaire.

Il y a donc avantage et économie à l'employer.

2° Du **VIN d'ALLARD** comme antipériodique et Fébrifuge.

Ici, il n'y a plus à insister sur la valeur de la Quinine surtout en la combinant au Quinquina. Donnons seulement les règles d'administration les plus employées par les médecins qui, exerçant dans des pays marématiques ou à effluves palustres, se servent journellement du **Vin d'Allard**.

I. Quel que soit le type de la fièvre quotidienne, tierce, quarte, etc., le malade doit prendre de 3 à 6 cuillerées à soupe de **Vin d'Allard**, le matin à jeun, deux heures *au moins* avant le moment présumé du retour de la fièvre ;

II. Quinze à trente minutes d'intervalle seront laissées entre chaque cuillerée, de manière à digérer une cuillerée avant de prendre la suivante ;

III. On continuera cette même dose pendant 3, 4 ou 5 jours consécutifs, en un mot, jusqu'à ce que la *fièvre soit coupée;*

IV. Mais ce n'est pas assez de couper; *il faut, et c'est là le point difficile, prévenir une récidive;* dans ce but, *tous les jours,* le malade prendra une cuillerée à café de **Vin d'Allard** avant les repas, et *tous les cinq jours* une dose de 3 à 6 cuillerées à soupe le matin à jeun, comme aux premiers jours, lorsqu'il s'agissait de couper la fièvre.

Ce traitement préventif sera continué pendant trois, quatre ou six semaines, selon la gravité des cas et la région habitée.

NOTA. — On ne doit jamais prendre ce vin pendant les accès; il faut, au contraire, l'administrer le plus loin possible de l'accès à venir. Le nombre des cuillerées (de 3 à 6) sera fixé d'après le tempérament, l'intensité ou l'ancienneté de la fièvre, la nature plus ou moins marécageuse de la contrée.

Il ne faut pas craindre d'ailleurs d'encourir certains accidents en prolongeant un peu plus qu'il ne le faudrait l'usage du **Vin d'Allard,** son emploi, momentané ou continu, étant inoffensif.

Pour l'adulte, il s'agit de cuillerées à soupe; pour l'enfant de 4 à 12 ans de cuillerées à dessert; et, pour l'enfant au-dessous de 4 ans, de cuillerées à café.

Pendant l'usage du médicament, le régime sera tonique et réparateur.

3° Du VIN d'ALLARD
comme antinévralgique et antirhumatismal

Les règles d'administration sont les mêmes que s'il s'agissait d'une fièvre; les doses doivent seulement être plus élevées. Le précepte de Trousseau paraît peut-être un peu exagéré. « Lorsqu'il s'agit de névralgies, il faut doubler les doses de Sulfate de Quinine, les tripler même et les répéter plus souvent, si l'on veut obtenir la guérison. »

Néanmoins, il faut tenir compte des conseils de l'éminent praticien; les névralgies périodiques et intermittentes sont, on le sait, admirablement justiciables de Sulfate de Quinine, et par conséquent du **Vin d'Allard**. Mais ce qui est moins connu, c'est le conseil si souvent exprimé dans les *Leçons cliniques* de l'illustre professeur : « Qu'il faut tenter par le Sulfate de Quinine la guérison de toutes les névralgies, quelque siège qu'elle occupent, quelque type qu'elles affectent...... Nous avons souvent, dit-il plus loin, rencontré des névralgies qui, irrégulières dans leur type, presque continues, se montrant quatre, cinq fois par jour, par des paroxysmes inégaux et inattendus, se modifiaient sous l'influence de la Quinine plus aisément que celles dont le type était le plus régulier. (TROUSSEAU et PIDOUX : *Traité de thérapeutique.*)

4° Du VIN D'ALLARD comme préservatif des fièvres dans les contrées palustres, dans les engorgements chroniques de la rate et du foie, etc.....

Une ou deux cuillerées de **Vin d'Allard** tous les matins à jeun, pendant quelque temps, sera sans contredit le plus efficace des moyens à employer.

De même que dans les cas de fièvres et névralgies, il s'agit ici de cuillerées à café pour l'enfant jusqu'à 4 ans, de cuillerées à dessert pour l'enfant de 4 à 12 ans, de cuillerées à soupe pour les personnes au-dessus de cet âge.

PARIS. — IMP. V. GOUPY ET JOURDAN, RUE DE RENNES, 71.

V.ᵉ GOUPY & JOURDAN
IMPRIMEURS A PARIS

9 782019 941260